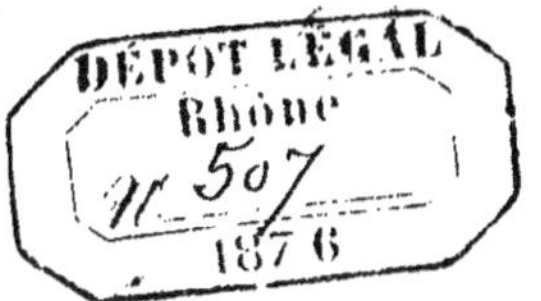

OBSERVATIONS

DE

MALADES TRAITÉS PAR LE RACLAGE

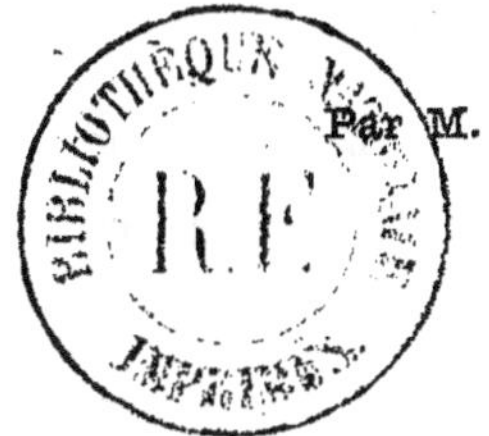

Par M. VALLA, interne des hôpitaux.

Obs. 1. — *Scrofulide maligne du dos de la main ; scrofulide du nez ; kératite pustuleuse.* — Just (Pierre), âgé de 16 ans, entré le 7 mars 1876.

L'affection du nez a commencé, il y a un an, par un bouton venu à l'extrémité du lobule. Deux autres boutons semblables n'ont pas tardé à paraître sur l'aile gauche du nez et à rejoindre le précédent. Actuellement le lobule du nez et l'aile gauche sont recouverts de croûtes épaisses, grisâtres, au-dessous desquelles existe une surface ulcérée et irrégulière. La lèvre supérieure au-dessous de la narine présente également une croûte recouvrant une surface ulcérée. Le dos de la main droite, au niveau des articulations métacarpo-phalangiennes, présente une scrofulide ulcéreuse, qui s'étend sur le dos de l'annulaire, ayant 6 centimètres de long sur 3 1/2 de large.

Le 15 mars, anesthésie, râclage du nez et de la main ; l'aile gauche du nez est assez profondément échancrée à la suite de l'opération. La portion de la lèvre supérieure sous-jacente à la narine est également râclée. Sur le dos de la main les tissus malades sont enlevés facilement avec la curette.

Le lendemain 16 mars, aspect très-satisfaisant, absence complète de réaction, teinte grisâtre des surfaces soit au nez, soit à la main, légère rougeur des bords de celle-ci.

Les jours suivants, la plaie se déterge, devient rosée, la cicatrisation commence. Le 10 avril, la cicatrisation est complète, sauf un très-petit point de 1 à 2 millimètres au bout du nez, la cicatrice est souple et jolie, l'orifice nasal n'est nullement rétréci. Le dos de la main est également cicatrisé, la cicatrice est souple et ne gêne pas les mouvements des articulations.

Aujourd'hui la cicatrisation est complète.

Ce malade est resté depuis cette époque dans le service pour d'autres lésions. La guérison des lésions traitées par le râclage a persisté.

Obs. II. — *Scrofulide du nez et de la lèvre supérieure, ulcéreuse.* — Vial (Vincent), âgé de 14 ans.

Ce malade présentait à son entrée un aspect vraiment hideux, l'extrémité du nez gonflée, couverte de croûtes saillantes et grisâtres, obstruant les orifices et reposant sur des surfaces anfractueuses et ulcérées. La partie latérale gauche du nez est plus complètement envahie que la droite.

La lèvre supérieure a une épaisseur de 2 centimètres et demi environ et présente son bord libre en avant occupé par une large ulcération fongueuse couverte d'une croûte moins épaisse que celle du nez, parce qu'elle tombe et se renouvelle plus souvent. L'affection aurait débuté il y a environ un an. Ce malade a eu une otorrhée double et présentait depuis une kératite pustuleuse ; il est donc franchement scrofuleux, de plus il a eu des crises épileptiques et il pisse au lit.

Le 20 mars, anesthésie facile et sans accidents, quoique le malade soit épileptique. Râclage énergique du nez ; ce râclage porte non-seulement sur la partie extérieure de l'aile et du lobule, mais sur l'orifice gauche. La lèvre est également grattée assez fortement ; suintement sanguin assez considérable facilement arrêté avec de la charpie sèche et un peu de compression.

Le lendemain de l'opération, 21 mars, le malade dit n'avoir

éprouvé qu'une sensation très-courte de cuisson après l'opération.

22 mars, teinte grisâtre de la surface du nez et de la lèvre râclée, absence complète de réaction et de gonflement, très-léger liseré rose au pourtour. Les jours suivants la plaie se déterge, devient rosée, la lèvre diminue peu à peu de volume, et le 10 avril l'état du nez et de la lèvre sont satisfaisants ; la cicatrice, qui gagne les bords, est lisse et uniforme ; la surface non cicatrisée a bon aspect. On maintient un tuyau de plume dans l'orifice nasal, qui tend à se rétrécir. On passe de temps en temps le crayon de nitrate d'argent.

Ce malade est sorti le 10 juin 1876 dans un état très-satisfaisant, avec une cicatrice nette et souple du nez et de la lèvre supérieure ; il a été tenu longtemps en observation après sa guérison complète pour bien s'assurer qu'il n'y avait pas de récidive.

Obs. III. — *Lupus étendu de la joue gauche.* — Bulliot (Auguste), âgé de 17 ans et demi, entré le 17 mars 1876.

Ce jeune homme présente sur la joue gauche un vaste lupus tuberculeux ulcéré en quelques points, et offrant 8 centimètres de hauteur sur 6 de largeur. Cette maladie aurait débuté, il y a dix ans, peu de temps après une rougeole. Le 20 mars, anesthésie et râclage, qui porte sur toute la surface, car celle-ci est malade dans toute son étendue, quoique le centre soit un peu plus pâle et moins saillant que les bords. Saignement assez abondant, charpie sèche.

Le lendemain de l'opération, 21 mars, le malade dit qu'un peu de cuisson a persisté jusque dans la nuit.

Le 22 mars, la plaie a une teinte grisâtre générale, entourée sur les bords d'une étroite zone érythémateuse.

Le 23 mars, la surface est lisse et rosée dans toute son étendue ; quelques points seulement présentent encore une teinte grisâtre ; les jours suivants, suppuration assez abondante, tendance à bourgeonner ; on passe de temps en temps le crayon de nitrate d'argent dont l'application est assez douloureuse.

Le 4 avril, près du bord antérieur et à 1 centimètre de celui-ci, on constate deux petits îlots épidermiques de 2 millimètres environ de diamètre. Un peu plus bas un autre îlot, reconnaissable a une teinte légèrement opaline, paraît se former; en bas et en arrière un autre îlot opalin se forme également; une pellicule cicatricielle blanchâtre existe à la périphérie sauf à la partie antérieure.

Le 6 avril, les îlots opalins signalés hier se confirment; deux nouveaux îlots indépendants des bords ont paru, l'un à la partie supérieure, l'autre à la partie antérieure.

Le 10 avril, bourgeonnement de la surface, passage d'un crayon de nitrate d'argent.

Ce malade, qui n'est nullement scrofuleux et qui était atteint d'un vrai lupus, a quitté le service au commencement du mois de mai, avec une plaie entièrement cicatrisée, il est revenu, il y a quelques jours présentant à la périphérie de la plaque, qui ne s'est du reste nullement étendue, de nouveaux tubercules de lupus. Le râclage de ces tubercules fait constater qu'ils sont superficiels et constituées par de très-petits amas de cellules embryonnaires.

Nous ferons observer relativement à ce malade que c'est seulement vingt jours après l'opération, et alors que le bourgeonnement de la plaie nous a inspiré quelque défiance, que nous avons commencé à passer le crayon de nitrate n'argent. L'expérience nous a démontré depuis que c'est dès les premiers jours qui suivent l'opération qu'il faut pratiquer ces légères cautérisations.

Obs. IV. — *Lupus de la joue gauche, cicatrice d'adénite cervicale.* — David (Joséphine), 19 ans 1/2.

Cette malade présente au niveau de la joue gauche une plaque de lupus tuberculeux de forme ovalaire ayant 3 centimètres de haut sur 2 de large.

Lo 28 mars, anesthésie, râclage, application de charpie sèche.

4 avril, la plaie, de niveau avec les bords, on passe un crayon de nitrate d'argent.

7 avril. La surface de la plaie est rose et jolie ; une pellicule cicatricielle commence à se montrer sur les bords.

Cette malade est sortie le 14 avril n'yant plus qu'une surface centrale étroite, de 15 millimètres de long sur 3 millimètres de large, non cicatrisée. La surface en était jolie et la cicatrice déjà produite souple. Elle n'est pas revenue à la consultation gratuite où elle devait se faire voir et surveiller en cas de récidive.

Obs. V. — *Scrofulide ulcéreuse de la fesse.* — Nicolas (Alphonse), âgé de 11 ans.

Ce malade entre pour une large plaque de scrofulide, ulcéreuse et fongueuse, située sur la fesse gauche et étant survenue à la suite d'un furoncle. Cette plaque a 4 centimètres de large sur 7 de long.

Ganglions engorgés au pli de l'aine depuis quelque temps du côté correspondant. Quelques ganglions cervicaux faiblement engorgés du côté droit.

12 février, anesthésie, râclage de toute la plaque. Il reste après le râclage une surface légèrement excavée.

14 février. La surface est rosée, légèrement granuleuse, sans teinte grisâtre.

16 février. Le bourgeonnement a comblé la plaie, l'excavation n'existe plus ; passage du crayon de nitrate d'argent, pansement au baume d'Arcœus.

23 février. La surface continue à bourgeonner, est saillante ; elle saigne au moindre contact, la cicatrisation se fait par les bords.

11 mars. Cicatrisation complète.

18 mars. On constate sur la plaque l'existence de deux à trois pustules aboutissant à une cavité creusée dans l'épaisseur des tissus.

22 mars. Deux nouvelles pustules analogues aux précédentes se sont formées. Attouchement avec un crayon de nitrate d'argent.

25 mars. Les cavités signalées n'existaient plus et ont fait

place à des ulcérations superficielles de bon aspect. Passage léger du nitrate d'argent.

29 mars. Ulcérations presque complètement cicatrisées.

Ce malade est le premier sur lequel le râclage ait été pratiqué, et il ne l'a pas été avec l'énergie nécessaire ; de plus, la plaie a été pansée simplement et sans réprimer avec le crayon de nitrate d'argent les bourgeons charnus exubérants ; aussi le résultat obtenu a été fort incomplet et s'est limité à une cicatrisation d'une surface autrefois fongueuse ; mais la cicatrice n'a pas tardé à se couvrir de pustules successives qui ont ramené le mal à son ancien état.

Obs. VI. — *Adénites cervicales avec décollement étendu et amincissement de la peau.* — Lagresle, âgé de 15 ans.

Le début de l'affection remonte à quatre ans. Le malade a eu à ce moment plusieurs ganglions cervicaux engorgés ; ceux-ci après trois ou quatre mois se sont ouverts. Depuis lors l'état est resté sensiblement le même qu'aujourd'hui.

Immédiatement en arrière de l'angle du maxillaire inférieur on remarque une surface rouge, livide, couverte de quelques lambeaux de peau amincie, ayant de 5 à 6 centimètres de hauteur sur 2 à 3 de large.

Au-dessous du maxillaire l'ulcération se prolonge dans l'étendue de 3 centimètres à 3 cent. 1/2.

En ce point elle est recouverte d'une croûte épaisse.

Le 22 mars, anesthésie et râclage des bords décollés. Ces bords s'enlèvent très-facilement et l'on a de suite une surface rosée de niveau par sa périphérie avec les régions voisines et à fond légèrement fongueux. Ce fond est lui-même gratté avec modération. Le saignement a été très-peu considérable ; charpie sèche.

Le 26 mars, teinte rosée du fond de la plaie, légère rougeur des bords, absence complète de réaction inflammatoire, état satisfaisant.

Le 29 mars. La surface est rosée, très-jolie, parfaitement de niveau avec les bords.

Le 8 avril. La surface est complètement cicatrisée depuis deux ou trois jours.

Ce malade a été tenu en observation jusqu'au 10 mai ; il a eu le 17 avril et les jours suivants une fièvre intense qui est allée jusqu'à 40°,8 avec gonflement et douleur des articulations du genou et tibio-tarsiennes. A ce moment, de petites érosions se sont manifestées sur la cicatrice encore tendre, mais n'ont pas tardé à se cicatriser. Le malade est sorti le 10 mai avec une cicatrice souple, solide et de niveau avec les bords.

Observations et remarques. — L'anesthésie a été appliquée chez tous ces malades, mais il en est deux, David (Joséphine), *petit lupus de la joue*, et Lagresle, *adénite cervicale* à bords décollés, où l'on aurait pu s'en dispenser sans inconvénients. En effet, pour les surfaces de peu d'étendue l'opération est très-rapide, ne dure qu'une demi-minute, et la douleur cesse immédiatement après. A la face et plus spécialement lorsqu'on opère sur le nez, sur les lèvres et sur des enfants, nous croyons l'anesthésie préférable.

Nous avons été frappés de la facilité avec laquelle sont enlevés les tissus malades et de la résistance presque invincible que l'on éprouve lorsqu'on arrive sur les tissus sains.

Il y a dans ce fait un avantage théorique incontestable du râclage sur un mode quelconque de cautérisation quelque habilement pratiquée qu'on la suppose. Nous avons employé dans quelques cas analogues la cautérisation au fer rouge, et avec celle-ci on ne distingue pas le moment précis auquel tous les tissus malades sont atteints, on est donc exposé, soit à aller au delà du but et à avoir une cicatrice plus étendue que celle qu'on aurait pu obtenir, soit à rester en deçà et à être obligé de revenir à une série de cautérisations successives.

Cette considération paraît importante surtout quand on agit sur les orifices du nez, siége si fréquent de lupus. Il est difficile dans cette région,[lorsque le fer doit porter à l'intérieur de l'orifice, d'éviter le rayonnement et même le contact des parties voisines et ne pas s'exposer à un excès d'action.

Les surfaces grattées, surtout quand elles ont une certaine étendue, nous ont paru avoir une tendance à bourgeonner assez marquée, et il est utile à ce point de vue de passer légèrement le crayon de nitrate d'argent dès les premiers jours qui suivent l'opération. Nous avons négligé cette précaution chez le sujet de l'observation n° 5, atteint de scrofulide de la fesse, et une récidive est survenue. Depuis nous avons traité par le râclage, chez une jeune fille de dix-sept ans, plusieurs plaques analogues et beaucoup plus étendues de scrofulides fongueuses ayant le même siége, et chez laquelle la cicatrisation a marché rapidement ; la cicatrice n'a, depuis lors, été le siége d'aucune récidive.

En terminant, nous croyons qu'on peut diviser les méthodes de traitement du lupus en méthodes lentes et méthodes rapides. Les méthodes lentes comprennent les cautérisations peu profondes, mais répétées souvent avec divers caustiques tels que chlorure d'or et nitrate d'argent.

Les méthodes rapides comprennent l'emploi de cautérisations plus profondes, destructives, pratiquées avec la pâte de Canquoin, par exemple, et surtout avec le fer rouge. Le râclage constitue également une méthode rapide et a l'avantage sur toute cautérisation d'être une méthode plus précise et de mieux respecter les tissus sains.

Depuis le moment où les observations qui précèdent ont été présentées à la Société des sciences médicales nous avons continué à appliquer dans notre service la méthode du râclage, et nous n'avons eu qu'à nous louer de son emploi. Hans Hebra, dans le mémoire dont nous avons publié la traduction dans le *Lyon Médical*, dit que lorsque l'opération a été pratiquée à une profondeur suffisante, toute cautérisation ultérieure devient inutile, et que l'on voit se produire une cicatrice douce, lisse et rosée. Comme il faut toujours tenir compte de l'assertion d'un auteur sérieux et qui a une longue expérience d'une méthode, nous avons commencé par appliquer le râclage seul sans employer à la suite le moindre caustique ou cathérétique, et nous sommes disposé à le tenter encore en opérant avec une énergie plus grande. Cependant si l'on se reporte à nos observations, on voit dans la troisième observation (Bulliot), où l'on a attendu trois semaines avant de se servir du crayon de nitrate d'argent, une récidive survenir. Nous pensons donc qu'il est utile de réprimer dès les premiers jours le bourgeonnement de la surface avec le nitrate d'argent. Une pratique meilleure encore consiste spécialement, dans le cancroïde et le vrai lupus, à cautériser de suite et légèrement la surface déblayée par le râclage. Le grand inconvénient de toute cautérisation pratiquée d'emblée est que l'opérateur n'a absolument aucun signe qui puisse le guider et lui apprendre s'il a atteint la limite du mal, ou s'il est resté en deçà. Après le râclage, au contraire, la plus grande partie de la surface ne renferme aucun élément du néoplasme, et si quelques cellules morbides infiltrées dans les tissus sains ont échappé à la curette, ces cellules sont à une faible profondeur et immédiatement accessibles à une cautérisation très-superficielle et que l'on peut limiter avec toute la précision nécessaire.

En pareil cas, ce que nous recherchons dans le caustique ce n'est pas un effet plus ou moins mystérieux, ni une action excitante dont les tissus n'ont que faire, c'est simplement une action destructive complète de tous les tissus morbides. On peut admettre en effet qu'une cellule de cancroïde ou de vrai lupus appartient à l'opposition irréconciliable et ne peut aboutir, si elle n'est enlevée ou détruite, qu'à la récidive et non à la formation d'une cicatrice stable.

Dans les adénites cervicales, la curette de Volkmann nous a rendu de grands services ; nous l'avons employée dans quatre circonstances différentes :

1° Pour évider des ganglions non suppurés, mais que leur résistance à tout agent résolutif rend justiciables d'une intervention chirurgicale.

Une ponction étroite est faite à la peau et on enlève avec

une petite curette tout ce que l'on peut de la masse ganglionnaire.

Dans ces cas le résultat obtenu n'a pas été très-satisfaisant, il y a toujours un écoulement sanguin assez abondant qui remplit complètement, après occlusion de l'ouverture, la coque évidée et reproduit le volume primitif de la tuméfaction. La résolution ultérieure est très-lente et n'a abouti dans aucun de nos cas à une disparition complète de la tuméfaction. Une seule fois nous avons eu suppuration de la coque.

2° Pour enlever des masses caséeuses qui, dans quelques cas de tuméfactions ganglionnaires diffuses et considérables, sont la cause de la persistance des orifices fistuleux et de la tuméfaction. Dans un cas de ce genre où nous avons extrait, de l'épaisseur d'une énorme masse ganglionnaire du cou, environ 50 grammes de matière caséeuse, le résultat obtenu a été excellent, mais ces faits sont exceptionnels.

3° Pour enlever les parcelles ganglionnaires ou la paroi chroniquement enflammée qui s'oppose à l'adhésion et à la cicatrisation de ces larges décollements d'une peau rouge et amincie si fréquents chez les scrofuleux. Il nous est arrivé souvent de pouvoir ainsi obtenir l'adhésion de cette peau sans la détruire.

4° Dans quelques cas cette peau décollée paraît inapte à la cicatrisation par |elle-même plutôt que par la présence de quelque masse ganglionnaire ou de quelque obstacle sousjacent. Dans ces cas on accélère singulièrement la cicatrisation en râclant et enlevant complètement, avec la curette, toute l'étendue de peau décollée.

P. Aubert.

M. Dron, tout en félicitant M. Aubert d'avoir introduit et fait connaître
à Lyon la méthode du râclage, croit que les faits présentés se rapportent
à des malades qui sont presque tous encore en traitement, ont besoin
d'être suivis jusqu'à leur entière terminaison pour qu'on puisse apprécier
la valeur du râclage. Un seul malade est en effet complètement guéri ; un
autre, le premier sur lequel le râclage a été pratiqué, paraît avoir une
récidive.

M. Dron pense que les caustiques, et en particulier le fer rouge, ont,
indépendamment de leur action destructive sur les tissus morbides, une
action stimulante sur les tissus sains, action qui joue peut-être un rôle
dans la guérison des scrofulides et des lupus.

M. Fochier pense que l'anatomie pathologique du lupus peut servir à
éclairer son traitement. On peut se demander si dans les scrofulides et
les lupus il n'existe pas dans le voisinage et la périphérie de la lésion
une zone d'irritation simple dans laquelle les cellules embryonnaires
n'ont pas subi l'atteinte du mal, et peuvent par conséquent aboutir à la
formation d'une cicatrice régulière. A un autre point de vue il est pro-
bable que les éléments glandulaires de la peau qui, au point de vue fonc-
tionnel, ont un rôle actif, doivent avoir aussi un rôle actif comme point
de départ d'un grand nombre d'états pathologiques et en particulier des
lupus.

M. Aubert remercie M. Dron de sa bienveillance et reconnaît la justesse
de ses observations. S'il a présenté quelques malades encore en traitement, c'est précisément pour montrer un des points intéressants du râclage qui est la simplicité de ses suites. Quant à l'action stimulante des
caustiques, M. Aubert pense qu'elle ne joue qu'un rôle insignifiant dans
la guérison. Ce qu'il faut demander surtout au caustique, c'est la destruction des tissus morbides. L'expérience des opérations pratiquées chez les
scrofuleux fait voir que, en règle très-générale, leurs tissus après les
opérations tendent régulièrement et normalement à la cicatrisation lorsqu'ils sont délivrés des produits pathologiques qui les oppriment.

L'histologie des lupus constitue un point encore obscur d'anatomie pathologique, malgré les travaux récents dont elle a été l'objet, surtout à
l'étranger (Friedlander, Lang, Colomiati). Rindfleish admet l'origine
glandulaire du lupus ; et dans quelques cas qui ont reçu la désignation
significative d'*acné rodens*, on peut saisir en effet le passage de la lésion
glandulaire à la dégénérescence lupeuse.

M. Horand revient sur la question du râclage, mode de traitement auquel il veut opposer les résultats de la cautérisation actuelle, et présente
deux malades.

Il ne combat pas le râclage, car le lupus est assez grave pour qu'on doive accueillir tous les agents de curation, surtout ceux qui peuvent le guérir à bref délai.

Il faut établir entre les deux méthodes une grande différence et chacune a ses indications.

Le terme *râclage* est-il très-juste? Il ne rend pas bien le mot allemand, qui serait mieux traduit par *évidement*; *râcler* serait enlever la couche cornée et *évider* serait creuser la peau pour enlever l'élément malade.

Il faut distinguer plusieurs variétés dans le lupus :

Il y a le lupus chez un syphilitique, le lupus scrofuleux et le lupus idiopathique. Le lupus syphilitique guérit bien par l'iodure de potassium (thèse de Chaboux) et n'a rien à faire avec la méthode de râclage. Quant au scrofuleux, il n'est pas le véritable lupus, mais bien une scrofulide maligne qu'on combattra encore mieux par un traitement général que par un traitement local. Si le râclage est si efficace chez eux, il faut bien en rendre grâce au traitement général. Quant au lupus idiopathique, vrai lupus tubéreux, moins fréquent chez les enfants que chez les adultes, il est bien différent. Dans ces cas le traitement local, teinture d'iode, nitrate, acide et mercure, fer rouge, ne fait rien : le lupus récidive sur place ou dans le voisinage et se propage au loin. Dans des cas pareils, l'évidement est vain, il faut agir largement. Dans ces lupus à forme tubéreuse, avec tubercules à la périphérie, il ne faut compter ni sur le râclage ni sur l'évidement qui attaquent seulement l'élément malade, on ne réussira pas, Il faut dépasser les limites du mal, ce qu'on peut très-bien faire avec le cautère actuel, sans craindre de trop grandes cicatrices. Le fer rouge ne dépasse pas les limites que l'on veut lui faire respecter dans le lupus à forme tubéreuse. On ne saurait du reste trop dépasser les limites du mal.

M. Horand a fait l'excision d'un lupus bien localisé de la face chez une jeune fille. La plaie ne se cicatrisa point, le lupus récidiva et ne céda qu'au fer rouge. Il y eut une cicatrice presque imperceptible.

M. Horand réserve donc le râclage pour les plaies inégales, fongueuses, croûteuses, il les abrasera et remplacera parfaitement les instruments allemands par les instruments les plus simples.

M. Aubert admet que le fer rouge est bon et que le râclage est excellent. On peut classer les méthodes de traitement des lupus en deux catégories : les méthodes lentes et les méthodes rapides. Les premières, où l'on procède par cautérisations légères et successives; les secondes, où par un moyen quelconque de destruction immédiate, excision, cautérisation profonde ou râclage, on s'efforce d'enlever en une seule fois ou de détruire tout le tissu morbide. Si beaucoup de chirurgiens ont recours aux méthodes lentes, c'est souvent pour éviter les dégâts plus considérables des méthodes rapides qui ne respectent pas assez les tissus sains. Or précisément le râclage respecte ces tissus et n'expose pas à détruire ce qui peut être conservé. C'est une méthode plus conservatrice et plus précise que la cautérisation profonde, et c'est là ce qui fait sa valeur.

Le terme *râclage* critiqué par M. Horand exprime avec exactitude ce que l'on fait dans les affections cutanées : on ne *bêche* pas, on ne *pioche* pas dans la tumeur, on la râcle.

M. Aubert admet parfaitement que le lupus syphilitique est justiciable surtout du traitement interne. On trouve chez les scrofuleux le lupus scrofuleux, la scrofulide maligne quelquefois difficile à spécifier. Le vrai lupus distinct des espèces précédentes existe habituellement, mais non toujours, chez des sujets qui ne sont pas scrofuleux ; ce lupus, par sa tendance à s'étendre et à récidiver sur place, constitue un véritable *cancer local*, mais diffère du vrai cancer en ce qu'il n'a aucune tendance à envahir les ganglions et encore moins l'économie tout entière.

Or, dans le traitement par le fer rouge, il faut revenir souvent à la charge, à cause de la fréquence des récidives. Si le lupus est *en surface*, on peut assez bien limiter l'action du fer rouge, mais dans le cas de lupus *des orifices* et surtout de lupus nasal, il y a un rayonnement du calorique qui ne peut qu'être nuisible. Au moins dans ces dernier cas il faut toujours préférer le râclage. M. Aubert admet que dans le lupus en surface on peut employer les deux procédés.

Il est une précaution importante dans la méthode du râclage, précaution relative aux soins consécutifs : il faut avec soin réprimer le bourgeonnement de la plaie à l'aide du crayon de nitrate d'argent passé en surface.

M. Aubert reproche au fer rouge d'agir irrégulièrement, de ne pas donner la mesure de son action. Il préférerait dans les cas de lupus vrai râcler, puis passer superficiellement le fer rouge ou tel autre caustique dont on pourrait ainsi mesurer et limiter réellement l'action.

M. Horand insiste sur ce fait que le fer rouge agit comme caustique et comme modificateur local. Le râclage n'a pas cette dernière propriété. Il est très-probable que M. Aubert aura des récidives avec le râclage comme on en a avec le fer rouge. Il y a après le râclage une réaction locale, un état érysipélateux qui retarde la cicatrisation, tandis que la réaction provoquée par le fer rouge est certainement moindre.

Quant au lupus en lui-mème, et plus M. Horand voit de lupeux, plus il redoute de les soigner et craint les récidives. Quant à l'expression de cancer local, il est peu porté à admettre l'association de ces deux mots. C'est une affection très-grave, mais nullement générale.

M. D. Mollière reproche à M. Horand d'affirmer que le cancer est toujours une maladie générale. Il est des cas de cancer opérés chez les enfants et qui n'ont jamais été récidivés. L'hérédité ne prouve pas plus la diathèse pour le cancer que pour la phocomélie.

M. Aubert affirme que la réaction locale n'est pas aussi vive après le râclage que le dit M. Horand ; Hebra la considère comme à peu près nulle, et habituellement il en est ainsi. Il y a même un singulier contraste entre le boursouflement des lèvres et de la face qui succède à une cautérisation un peu forte de ces régions et l'indolence, le peu de réaction des parties après l'emploi du râclage.

M. Aubert, tout en sachant que le lupus n'est nullement un cancer, malgré les quelques faits signalés de dégénérescence d'anciens lupus en épithéliome ou en carcinome, croit que l'expression de cancer local donne une idée juste de l'un des caractères importants du lupus, et pour cette raison il maintient cette expression.